ÉTUDE CRITIQUE

DE

QUELQUES PROCÉDÉS DE LABORATOIRE

APPLICABLES AU DIAGNOSTIC DES TUBERCULOSES EXTERNES

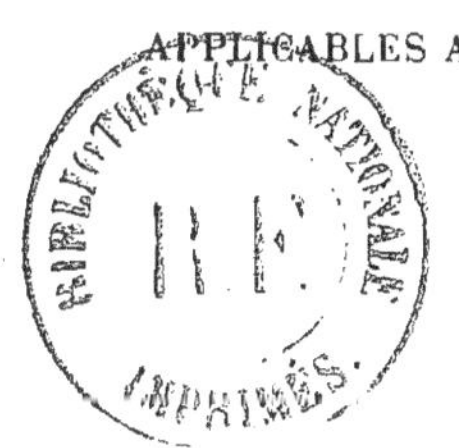

ÉTUDE CRITIQUE

DE

QUELQUES PROCÉDÉS DE LABORATOIRE

APPLICABLES AU DIAGNOSTIC DES TUBERCULOSES EXTERNES

PAR

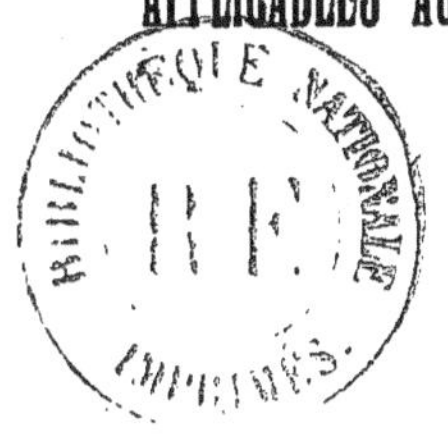

André GAUQUELIN

DOCTEUR EN MÉDECINE

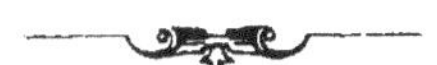

MONTPELLIER

IMPRIMERIE FIRMIN ET MONTANE

Rue Ferdinand-Fabre et Quai du Verdanson

1923

PERSONNEL DE LA FACULTÉ

Professeurs

	MM. GILIS.
Anatomie	VIALLETON.
Histologie	HEDON.
Physiologie	DERRIEN.
Chimie biologique et médicale	PECH.
Physique médicale	GRANEL.
Botanique et histoire naturelle médicales	GRYNFELTT.
Anatomie pathologique	LISBONNE.
Microbiologie	BOSC.
Pathologie et thérapeutique générales	RIMBAUD.
Pathologie médicale et clinique propédeutique	VIRES.
Thérapeutique et matière médicale	BERTIN-SANS (H.)
Hygiène	N...
Médecine légale et médecine sociale	DUCAMP.
Clinique médicale	VEDEL.
	FORGUE, *assesseur*.
Clinique chirurgicale	ESTOR.
	VALLOIS.
Clinique obstétricale	EUZIÈRE, *doyen*.
Clinique des maladies mentales et nerveuses	TRUC.
Clinique ophtalmologique	LEENHARDT.
Clinique des maladies des enfants	MASSABUAU.
Clinique chirurgicale infantile et orthopédie	De ROUVILLE
Clinique gynécologique	MOURET.
Clinique d'oto-rhino-laryngologie	JEANBRAU.
Clinique des maladies des voies urinaires	P. DELMAS.
Accouchements (ch. d. c.)	

Honorariat

Doyens honoraires: MM. VIALLETON et MAIRET.
Professeurs honoraires: MM. E. BERTIN-SANS, RODET, BAUMEL,
TEDENAT, MAIRET.

Secrétaires honoraires: MM. GOT et IZARD

Chargés de Cours complémentaires

	MM. DELMAS (J.).
Anatomie	RICHE.
Clinique propepdique de chirurgie	MARGAROT.
Clinique des maladies syphilitiques et cutanées	SOUBEYRAN.
Médecine opératoire	ETIENNE.
Pathologie chirurgicale	P DELMAS
Accouchements	GALAVIELLE.
Pharmacologie	CABANNES.
Matière médicale	GAUSSEL.
Médecine légale et médecine sociale	Dr WATON.
Stomatologie	Dr GRANEL (F.).
Histologie	Dr BOUDET.
Clinique des maladies des vieillards	

Agrégés en exercice

Médecine	MM. GAUSSEL. MARGAROT.	Chimie	MM. FLORENCE.
Anatomie	DELMAS (J.). RICHE	Histoire natur.	CABANNES. GALAVIELLE
Chirurgie	ETIENNE. LAPEYRE	Physique	N...

Examinateurs de la thèse:

MM. MASSABUAU, prof., *président.*   MM. ETIENNE, Agrégé.
GRANEL, professeur.   MARGAROT. agrégé.

A LA MÉMOIRE DE MES PARENTS

A LA MÉMOIRE DE MON FRÈRE PIERRE
MORT AU CHAMP D'HONNEUR

A MON BEAU FRÈRE LE DOCTEUR FOUCHOU
CHEVALIER DE LA LÉGION D'HONNEUR

A TOUS LES MIENS

A. GAUQUELIN.

A MONSIEUR LE DOCTEUR SORREL

CHIRURGIEN DES HOPITAUX DE PARIS

CHIRURGIEN EN CHEF DE L'HOPITAL MARITIME DE BERCK

MÉDAILLÉ MILITAIRE

A MONSIEUR LE DOCTEUR ANDRIEU

CHIRURGIEN ASSISTANT A L'HOPITAL MARITIME DE BERCK

CHEVALIER DE LA LÉGION D'HONNEUR

A MONSIEUR LE DOCTEUR M. MOZER

CHEF DE LABORATOIRE A L'HOPITAL MARITIME DE BERCK

MÉDAILLÉ MILITAIRE

> *Il m'a donné l'idée de cette thèse*
> *et en a suivi l'exécution avec*
> *bienveillance.*
> *Les excellents conseils, les marques*
> *de sympathies qu'il n'a cessé de*
> *me prodiguer m'en ont fait, avec*
> *le meilleur des Maîtres, un ami.*

A. GAUQUELIN.

A MONSIEUR LE PROFESSEUR VILLEDIEU

DE L'ÉCOLE DE MÉDECINE ET DE PHARMACIE DE TOURS

Qui a guidé mes premiers pas dans
la pratique du laboratoire.

A MES MAITRES

DANS LES HOPITAUX DE TOURS

A MES MAITRES

DANS LES HOPITAUX DE MONTPELLIER

A. GAUQUELIN.

ÉTUDE CRITIQUE

DE

QUELQUES PROCÉDÉS DE LABORATOIRE

APPLICABLES

AU DIAGNOSTIC DES TUBÈRCULOSES EXTERNES

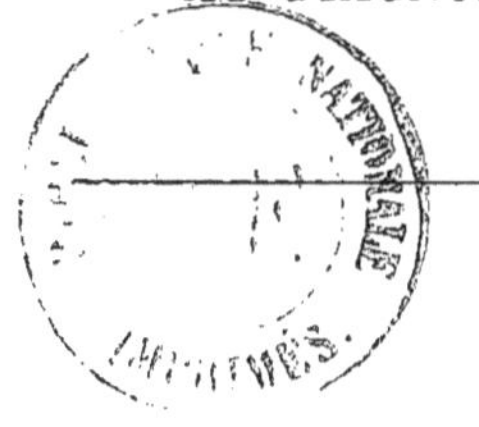

INTRODUCTION

Ce travail, inspiré par le docteur Mozer, a été exécuté à l'Hôpital Maritime de Berck, dans le service du docteur Sorrel. L'accueil que nous avons reçu au laboratoire a grandement facilité notre tâche.

L'objet de cette étude est la discussion des moyens bactériologiques et biologiques que met le laboratoire à la disposition de la clinique pour faciliter le diagnostic des tuberculoses externes.

Nous resterons dans un domaine purement pratique, sans nous arrêter aux différentes théories pathogéniques que pourraient suggérer les résultats obtenus. Le but poursuivi n'est pas d'établir des théories définitives, mais de relater, sans idées préconçues, ce qu'une pratique de trois ans a pu révéler.

Les nombreux examens pratiqués au laboratoire de l'Hôpital Maritime depuis son installation définitive en 1919, fournissent une base solide pour juger de la valeur des procédés employés, qu'il s'agisse de déceler l'infection tuberculeuse ou de dépister ses localisations.

Or, deux cas peuvent se présenter : ou bien la lésion s'accompagne d'une collection, et l'examen de l'exsudat permet toujours d'en contrôler la nature. Chaque fois que le diagnostic n'est pas absolument ferme, c'est une faute de laisser se tarir un épanchement, se résorber un abcès sans avoir utilisé les ressources du laboratoire pour acquérir une certitude.

Ou bien la lésion évolue sans présenter à aucun moment de collection et la clinique n'a plus à sa disposition, pour confirmer le diagnostic, que des réactions biologiques dont aucune n'offre la même sécurité que la constatation du bacille de Koch.

Il y a donc lieu de rechercher les moyens propres à mettre en évidence le bacille de Koch dans les exsudats et les modifications humorales qu'il peut apporter dans l'organisme.

La séro-agglutination n'aura pas sa place dans cette étude ; nous n'en avons pas l'expérience. Quant à l'uro-intro-dermo-réaction de Wildbolz, pratiquée dans une dizaine de cas seulement, elle a fourni des résultats tellement contradictoires qu'elle a été abandonnée par la suite. Nous la laisserons donc de côté.

Nous envisagerons successivement :

I) L'examen des exsudats :

    1° Cytologie ;

    2° Procédés de recherche du bacille de Koch :

        Dans les pus non infectés ;

        Dans les pus infectés ;

        Dans les liquides séro-fibrineux.

II) Les réactions à la tuberculine ; les ressources qu'elles apportent à la clinique :

    1° La cuti-réaction ;

    2° La sous-cuti-réaction.

III) La réaction de fixation à la tuberculose.

IV) L'influence des injections de tuberculine sur les réactions biologiques.

CHAPITRE I

Examen des Exsudats

I. — EXAMEN CYTOLOGIQUE

Il est classique, depuis les recherches de Widal et Ravaut, de considérer l'examen cytologique comme capable d'apporter un appoint précieux au diagnostic de la nature d'un exsudat.

Pour tous les liquides adressés au laboratoire, il est procédé avant toute autre recherche à un examen des éléments cellulaires, sur un étalement mince, soumis à une coloration panoptique.

S'agit-il d'un pus d'abcès froid? Dans la majorité des cas les cellules sont à ce point altérées qu'il est impossible d'en retrouver la forme; on rencontre, de ci, de là, au milieu des globules graisseux, quelques noyaux épars, sans qu'il soit possible de dire s'ils appartiennent à des mono ou à des polynucléaires. Noël Fiessinger et P.-L. Marie ont donné un moyen détourné d'en retrouver la constitution cytologique. Il est basé sur l'étude des ferments cellulaires: c'est le zymodiagnostic. Des étalements sur plaques de cire d'abeilles, d'une part, sur sérum coagulé de cheval, d'autre part, leur ont permis de démontrer la réalité de cette formule: « Pus à mono, pus à lipolyse, pus à poly, pus à protéolyse ». D'ailleurs, au cours des recherches dont nous parlerons plus loin, nous pourrons être renseignés grossièrement sur la constitution cytologique d'un exsudat. Un liquide à polynucléaires, mis en contact avec de la soude (homogénéisation), se prend en gelée; ensemencé sur milieu de Pétrof, ses ferments protéolytiques attaquent le milieu.

Ces faits, pour intéressants qu'ils soient, n'apportent aucune certitude sur la nature de l'agent d'infection. En effet, dans le pus où les cellules sont respectées, et il s'en trouve, une prédominance de lymphocytes et de mononucléaires peut permettre une présomption en faveur de la bacillose; mais nous avons fréquemment observé des pus d'abcès froids, surtout ganglionnaires, à polynucléaires. Il s'agissait, bien entendu, de collections non infectées secondairement et dans lesquelles aucune substance modificatrice (thymol, goménol, naphtol, iodoforme, gaïacol, etc.), n'avait été injectée, ces substances ayant la propriété de provoquer une réaction à polynucléaires au sein des abcès.

Dans les exsudats sérofibrineux (liquide d'hydarthrose, par exemple) les éléments sont, en général, bien conservés, et, après centrifugation, l'examen du culot permet d'établir une formule leucocytaire. Ici, encore, la loi: « liquide à lymphocytes=tuberculose » s'est montrée beaucoup trop étroite. Nous avons observé, en effet, de nombreux liquides, où le bacille de Koch était mis en évidence par un des procédés que nous décrirons plus loin et dont le culot était constitué en grande partie par des polynucléaires. Il s'agissait, dans ces cas, d'épanchements chroniques et non pas de réactions aiguës et de date récente.

En somme, la constitution cytologique d'une exsudat ne peut donner que de très faibles présomptions. *La seule constatation du bacille de Koch apporte une certitude.*

Tel procédé, particulièrement favorable pour la recherche du bacille dans les pus non infectés est impraticable ou exige un mode opératoire différent quand on l'applique à des pus infectés. Nous verrons donc consécutivement les uns et les autres en indiquant les techniques propres à chacun d'eux. Les liquides sérofibrineux feront l'objet d'un chapitre spécial.

II. — RECHERCHE DU BACILLE DE KOCH

A. — PUS NON INFECTÉS. — Pendant longtemps, l'insuffisance des procédés de laboratoire a rendu illusoire la recherche du bacille de Koch directement dans le pus ; il était exceptionnel de le trouver. On en était venu tout naturellement à considérer l'inoculation au cobaye comme le seul moyen pratique et certain, propre à découvrir l'agent de la tuberculose. Aujourd'hui, encore, ce moyen de diagnostic n'est point à négliger et nous verrons qu'il est, dans certains cas, nécessaire.

1°) *Inoculation au cobaye.* — A l'aide d'une seringue, injecter à la face interne de la cuisse un demi-centimètre cube de pus, en prenant toutes les précautions d'aseptie nécessaires. Si le pus est très épais ou grumeleux, le triturer avec une quantité égale d'eau physiologique stérilisée ; l'opération sera ainsi rendue plus facile.

L'inoculation intrapéritonéale qui peut être employée pour les liquides d'hydarthrose, est impraticable quand il s'agit de pus d'abcès froids. Dans ce cas, en effet, elle entraîne le plus souvent la mort prématurée du cobaye.

Comment se manifeste chez l'animal ainsi traité, l'infection tuberculeuse ?

Pendant les premiers jours apparaît parfois une réaction inflammatoire des ganglions proches du point d'inoculation. Elle n'est point un indice de tuberculisation et disparaît en général du huitième au dixième jour. Vers le douzième ou le quatorzième jour seulement, la palpation révèle un engorgement des ganglions inguinaux, qui peut fournit une présomption, sans toutefois pouvoir donner une certitude. Parfois, vers la troisième semaine, apparaît au point d'inoculation une ulcération qui présente tous les caractères d'une lésion tuberculeuse. Un prélèvement pratiqué à ce niveau permet de constater la présence du bacille de Koch en grande abondance.

Il n'en est pas toujours ainsi et ce n'est alors qu'après six semaines, au minimum, qu'il est possible de sacrifier l'animal pour obtenir confirmation.

Nous n'avons pas l'expérience de la méthode, mise en pratique par Debré, pour abréger l'attente. C'est l'intra-dermo-réaction faite sur l'animal inoculé.

Sans nous arrêter à la description anatomopathologique des lésions que présente le cobaye ainsi tuberculisé, insistons cependant sur ce fait que nous avons pu contrôler à maintes reprises, que l'étendue et la gravité de ces lésions ne sont nullement fonction du nombre de bacilles de Koch, mis en évidence dans le pus, par les examens directs. Deux inoculations pratiquées avec des pus, où l'examen après homogénéisation n'avait montré que des bacilles extrêmement rares, (ils provenaient d'abcès résiduels de maux de Pott fréquemment ponctionnés) ont provoqué chez l'animal des tuberculoses généralisées extrêmement graves.

Par contre, un pus ganglionnaire, dans lequel l'examen microscopique, après homogénéisation, avait permis de constater la présence de bacilles de Koch en assez grand nombre, fut injecté au cobaye. L'animal garda un état général excellent; pas même de réaction ganglionnaire sensible après deux mois d'attente. L'expérience fut prolongée et ce n'est que quatre mois après l'inoculation, aucun symptôme extérieur de tuberculisation n'étant apparu, que l'animal fut sacrifé. Or, les ganglions paraissaient intacts; aucune lésion viscérale n'était apparente, si ce n'est un gros tubercule ulcéré de la rate dans lequel le bacille de Koch fut mis en évidence.

Mais ce n'est point là la règle. Dans la presque totalité des cas, en effet, l'animal qui a reçu des bacilles de Koch, provenant d'abcès froids, fait une tuberculose grave avec souvent un chancre d'inoculation.

Il est impossible de présumer la marche d'un abcès d'après l'évolution de la tuberculose expérimentale. Tel pus provoque chez l'animal une généralisation viscérale précoce, alors que l'abcès cède à de rares ponctions et ne se reproduit pas et vice-versa.

L'intérêt pratique de cette méthode est indéniable; c'est l'ultime ressource lorsque les autres procédés, plus rapides, demeurent impuissants. Elle offre un maximum de garantie et peut-être dans la pratique courante considérée comme infaillible.

Elle n'est point sans inconvénients: la lenteur du résultat laisse, pendant un mois et parfois plus, le clinicien dans une indécision qui peut être gênante. Pour un laboratoire où ces expériences sont fréquentes, il faut tenir compte également des dépenses relativement élevées qu'elles occasionnent. A l'Hôpital Maritime, chaque cobaye inoculé revient, une fois sacrifié, à 15 fr. Aussi ce procédé est-il réservé aux cas difficiles, impossibles à élucider par des moyens moins coûteux.

2°) *Recherche du bacille de Koch directement dans le pus.*

a) *Examen direct après coloration.* — Prélever de préférence un grumeau et le dissocier avec soin. L'étalement fait, fixer par la chaleur, colorer par la méthode de Ziehl et porter sous l'objectif à immersion.

Il est relativement rare de trouver, par ce procédé, le bacille de Koch, même après des examens prolongés et répétés. Dans presque tous les cas, il est nécessaire de procéder à une homogénéisation.

b) *Examen après homogénéisation.* — Les méthodes d'enrichissement par la ligroïne et l'antiformine ont été essayées. Elles sont loin d'avoir la valeur de l'homogénéisation par la soude, dont Mozer a communiqué la technique à la Société de Biologie le 6 novembre 1920.

« Cette technique s'inspire de celle qu'ont indiquée
» Bezançon et Philibert pour la recherche du bacille de
» Koch dans les crachats par homogénéisation. Une par-
» tie du pus est additionnée dans une capsule de porce-
» laine de trois parties de lessive de soude au $1/10^e$ et de
» cinq parties d'eau distillée. Le mélange est chauffé dou-
» cement et constamment agité jusqu'à dissolution com-
» plète; le premier temps renseigne grossièrement sur la
» constitution cytologique du pus. Les pus à polynucléai-
» res se prennent en gelée et donnent un liquide très
» visqueux: c'est le procédé de l'ammoniaque sur les uri-
» nes purulentes. La dissolution obtenue, dix nouvelles
» parties d'eau sont ajoutées, goutte à goutte, en agitant.
» Le liquide refroidi, est additionné de deux parties
» d'alcool à 50°. L'expérience m'a, en effet, montré que

» cette quantité d'alcool suffit à abaisser la densité des
» liquides homogénéisés les plus denses au-dessous de
» 1.000, ce qui dispense de se servir chaque fois du densi-
» mètre. Le mélange agité, est versé dans deux tubes à
» centrifuger. La centrifugation, avec un centrifugueur
» rapide (type Jouan), demande une moyenne de vingt
» minutes. Le culot qui en résulte est blanc mastic, assez
» épais, renfermant parfois des parties vives.

» L'étalement exige beaucoup de soins. Il doit être pra-
» tiqué avec une lame inclinée à 15° environ par mouve-
» ments de va et vient, jusqu'à l'obtention d'une nappe
» homogène à peine humide, donnant l'aspect d'une vitre
» enduite de savon. La lame est alors fixée par la chaleur
» puis colorée au Ziehl, suivant la méthode habituelle. Les
» autres modes de coloration, dont quelques-uns publiés
» récemment, m'ont toujours donné moins de satisfaction.
» Le fond est repris par le bleu ».

Cette technique, établie sur des examens de pus, a fait
ses preuves. Dans les pus de première ponction, provenant
d'abcès non ouverts, non infectés secondairement, le bacille a été trouvé dans 94 0/0 des cas, en plus ou moins
grand nombre, après un quart d'heure de recherche.
L'examen est, en général, plus ardu, souvent infructueux
s'il s'agit d'abcès fréquemment ponctionnés, dans lesquels
le bacille de Koch se fait plus rare.

Il est inutile d'insister sur la propreté rigoureuse que
doit présenter le matériel utilisé pour l'opération. Tout
doit être nettoyé avec soin, baigné longuement dans l'acide chlorhydrique. Le bacille de Koch perdant difficilement
son acido-résistance, il convient de ne point employer de
lames ayant pu servir à des examens antérieurs.

Ce procédé constitue un excellent moyen de diagnostic. Il permet, dans la plupart des cas, d'obtenir un résul-

tat rapide et précis. Par contre, il ne semble pas que, de l'aspect ou du nombre des bacilles rencontrés au cours d'un examen, il soit possible de tirer des conclusions sur la gravité de l'infection. Très fréquemment, dans un même pus, les différentes variétés morphologiques de bacilles sont associées. Quant au nombre, il ne renseigne en rien sur l'évolution d'un abcès. Mais nous avons vu souvent des individus dont le pus renfermait des bacilles de Koch en grande abondance, faire, par la suite, des lésions viscérales.

3°) *Cultures*. — La technique utilisée est inspirée de celle qu'a donnée Limousin dans les *Annales de l'Institut Pasteur*. Il est possible d'apporter, dans la confection du milieu, certaines simplifications qui, sans en diminuer la valeur, le rendent plus facilement réalisable.

Composition du milieu : 250 grammes de viande de veau fraîche, exempte de peau et de graisse, et 14 œufs frais.

a) Ecraser au hachoir stérile la viande de veau que l'on recueille dans un cristallisoir, également stérile. Ajouter 212 centimètres cubes d'eau distillée et stérilisée, et 37 gr. 50 de glycérine. Mélanger intimement. Laisser 12 heures à la glacière et filtrer sur une gaze. Le liquide seul est recueilli ;

b) Casser les 14 œufs. Verser les blancs et les jaunes dans un verre à expériences. Battre le mélange jusqu'à obtention d'une masse liquide homogène. Filtrer sur une gaze ;

c) Effectuer le mélange des deux filtrats. Répartir en tubes que l'on bouche soigneusement.

d) Placer les tubes inclinés dans une étuve à sérum, à 85°, pendant une demi-heure. Le milieu se coagule. Le lendemain et le surlendemain, passer à 75°, pendant une demi-heure.

Les tubes, bien bouchés et encapuchonnés, se conservent parfaitement. Il est bon, néanmoins, de faire une nouvelle préparation tous les quinze jours, les milieux plus anciens se trouvant facilement envahis par les moisissures.

Laisser tomber dans le tube, à la surface du milieu, deux gouttes de pus. L'étalement se fait de lui-même s'il s'agit d'un pus liquide, homogène; épais ou grumeleux, il est nécessaire de l'étaler avec soin.

L'expérience a montré la nécessité d'ensemencer plusieurs tubes, 6 au minimum. Certains d'entre eux peuvent en effet, se trouver rapidement éliminés par le développement de germes introduits accidentellement. Parmi ceux qui restent à l'abri des souillures extérieures, il en est qui, sans raison apparente, restent stériles. Economiser le milieu serait donc s'exposer à diminuer la sécurité de cette méthode.

Les tubes ensemencés sont portés dans une étuve réglée à 38°. C'est la température la plus propre à favoriser les cultures. Il ne faudrait pas pourtant s'inquiéter, outre mesure, d'une variation de quelques degrés, à condition qu'elle soit passagère. Nous nous sommes trouvés en présence de ce cas. Une étuve en instance de réglage a oscillé pendant plusieurs jours entre 31° et 39°, sans que, pour cela, les cultures en cours aient souffert et sans empêcher, d'autre part, la pousse de nouveaux ensemencements.

Du troisième au septième jour, alors qu'aucune colonie n'est encore apparente, procéder à un premier examen. La surface des tubes ensemencés est grattée légèrement avec un fil de platine. Ce prélèvement, après étalement et coloration, est porté sous le microscope. Il est presque constant, à cette période, de trouver des bacilles, alors même que les examens pratiqués sur le pus lui-même étaient demeurés négatifs, même après homogénéisation.

C'est seulement du quatorzième au vingtième jour que l'examen des tubes permet de reconnaître de petites colonies de bacilles de Koch, rares, isolées, si le pus était peu riche en germes, nombreuses, confluentes dans le cas contraire.

Cette méthode est excellente, mais à la condition formelle de ne négliger aucune des précautions indiquées pour l'ensemencent et de s'astreindre à pratiquer pour chaque tube les deux examens décrits, l'un précoce, l'autre plus tardif. Certains tubes, en effet, sur lesquels un prélèvement fait le septième jour, avait permis de trouver des bacilles de Koch, n'ont jamais montré de colonies apparentes. Le fait est rare, mais il s'est présenté. Le phénomène inverse est plus fréquent. L'observation de ces détails de technique permet d'aboutir par ce procédé à une quasi certitude dans le diagnostic de la nature d'un exsudat purulent. Dans 96 0/0 des cas, les ensemencements de pus tuberculeux non infectés, sur milieu de Pétrof, ont permis de mettre en évidence le bacille de Koch.

Détail à considérer: chaque tube revient à 0 fr. 15. En comptant 6 tubes par pus, l'économie réalisée sur l'inoculation au cobaye est encore intéressante. Autre avantage: le résultat est beaucoup plus rapide.

B. — Pus infectés. — Pour rechercher avec succès le bacille de Koch dans le pus d'abcès infectés secondairement, qu'ils soient ouverts ou fermés, les méthodes préconisées pour les pus non infectés ne sont pas toutes praticables: la valeur des recherches directes, dans ces cas, est nulle. L'excellent procédé d'homogénéisation, déjà signalé, ne permet qu'exceptionnellement de trouver l'agent de la tuberculose. Il y avait lieu de se demander si n'intervenait pas là une question de densité ou de viscosité particulières; il n'en est rien. Si, en effet, à l'un de ces pus pris au hasard on ajoute une petite quantité de bacilles, il est facile de les mettre en évidence, en se conformant à la technique qui a été décrite. Il ne faut donc pas incriminer la méthode mais plutôt penser que les bacilles des pus infectés, dont on peut d'ailleurs constater la présence par les cultures et inoculations ont perdu leur acido-résistance. A trois reprises différentes, nous avons observé dans de tels pus, toutes précautions prises pour la coloration et la décoloration, des bacilles bleus très granuleux, dont l'analogie morphologique avec le bacille de Koch était frappante. Il serait imprudent de tirer une conclusion de tels résultats. Bornons-nous à les signaler.

Ceci, d'ailleurs, n'est point particulier aux tuberculoses externes. Chez certains vieux cavitaires (tous les phtisiologues connaissent le cas), où le bacille de Koch avait été mis en évidence à un moment donné, il est impossible de le retrouver sous sa forme acido-résistante, alors même que le cobaye est tuberculisé par l'inoculation. Mais alors, question à laquelle nous ne sommes pas en mesure de répondre, sous quelle forme existe-t-il?

La recherche du bacille, après homogénéisation, serait-elle praticable qu'elle comporterait certains inconvénients. Au niveau des adénites et des gommes ulcérées, dont les parties superficielles sont riches en tissus fongueux, la recherche serait rendue délicate par la présence de nombreux acido-résistants, qu'il n'est pas toujours aisé de distinguer des bacilles de Koch, même par l'action de l'alcool absolu.

D'ailleurs, deux méthodes de grande valeur restent à la disposition du laboratoire: l'inoculation au cobaye et les cultures; elles devront, pour donner satisfaction, être employées dans des conditions particulières.

1°) *Inoculation au cobaye.* — L'inoculation d'un pus renfermant, outre le bacille de Koch, des bactéries plus ou moins virulentes (streptocoque, par exemple) provoque toujours un abcès, souvent septicémie mortelle. Il est donc nécessaire de faire subir au pus, avant l'injection, une préparation susceptible de détruire les germes secondaires ou tout au moins d'en atténuer les effets nocifs, sans toutefois diminuer en rien la vitalité du bacille de Koch. La soude, employée en solution très étendue, pendant un laps de temps suffisamment long, réunit ces conditions.

A une partie du pus, ajouter six parties de lessive de soude à 4 0/0. Mélanger intimément et laisser pendant trois heures dans une étuve à 37°, en ayant soint d'agiter de temps en temps. Centrifuger ensuite pendant 20 minutes environ. Après rejet de tout le liquide, neutraliser exactement le culot avec de l'acide chlorhydrique à 4 0/0. Agiter, diluer l'émulsion ainsi obtenue dans 1 centimètre cube d'eau physiologique stérilisée et injecter à la face interne de la cuisse.

S'il s'agit de déterminer la nature d'un abcès infecté et ouvert, à suppuration extrêmement minime, il suffit de traiter de la façon suivante les compresses restées en contact pendant quarante huit heures avec la fistule.

Détacher, à l'aide de ciseaux, les parties souillées par

le pus. Les porter dans un mortier ; à l'aide du pilon, les triturer dans quelques centimètres cubes d'eau distillée. Jeter les compresses après les avoir exprimées et opérer sur le liquide louche, résultant de cette opération, comme si on avait affaire à un pus infecté.

Tout se passe chez l'animal comme s'il avait été inoculé avec un pus non infecté. Les résultats sont identiques.

2°) *Cultures.* — L'ensemencement direct, sur le milieu dont la formule a été donnée, serait une erreur. Les tubes envahis par les agents de l'infection secondaire se verraient éliminés dès les premiers jours. Il est possible d'obvier en partie à cet inconvénient en opérant, comme il a été dit pour l'inoculation au cobaye : traiter le pus par la soude puis neutraliser le culot. L'émulsion finale est répartie sur 6 tubes du milieu, auquel, au moment de sa confection, on a ajouté 10 centimètres cubes de solution alcoolique de violet de gentiane, à 1 0/0, par litre du mélange : filtrat de veau glycériné+filtrat d'œufs. C'est là, d'ailleurs, la véritable formule de Pétrof.

Pour rechercher la nature d'une suppuration infime, on peut, avec succès, tirer parti des compresses utilisées dans le pansement, en procédant de point en point comme pour l'inoculation. Effectuer l'ensemencement sur 6 tubes de Pétrof au violet de gentiane.

Certains pus, ceux en particulier qui renferment du pyocyanique et du subtilis, déterminent malgré la soude et le violet de gentiane l'infection du milieu. Le grand nombre de tubes infectés enlève d'ailleurs, au procédé, beaucoup de sa valeur.

Les colonies ne sont pas apparentes avant le vingt-deuxième ou le vingt-troisième jour.

Dans certaines suppurations de lésions fistuleuses très anciennes, il n'a été possible, d'aucune façon, de mettre le bacille de Koch en évidence. Il y a lieu de se demander si le processus tuberculeux n'était pas terminé et si l'infection secondaire ne constituait pas, à ce moment, toute la maladie.

C. — Liquide sérofibrineux. — Les liquides sérofibrineux sont fréquemment, au niveau des articulations, des bourses séreuses, des synoviales, la seule manifestation de l'infection tuberculeuse.

La coagulation presque immédiate de ces liquides après leur prélèvement constitue un écueil facile à éviter en introduisant dans le tube qui reçoit le liquide, une quantité de citrate de soude, à 10 0/0, égale au dixième du liquide recueilli.

La recherche directe ou par homogénéisation du bacille de Koch y est toujours longue, souvent infructueuse. Le nombre relativement peu élevé de ces liquides envoyés pour examen n'a donné lieu qu'à peu de cultures. Les statistiques portent donc sur un nombre de cas nullement en rapport avec celui des pus ; elles affirment, néanmoins, la valeur de ce moyen de diagnostic, puisque, dans 80 0/0 des cas, les liquides sérofibrineux ensemencés sur milieu de Pétrof ont donné des colonies de bacilles de Koch. Encore convient-il d'ajouter que les tubes qui n'ont donné aucun résultat ont été envahis prématurément par des agents d'infection, fait qui s'explique en partie par la manière dont étaient pratiquées les premières cultures. Étant donnée la pauvreté en germes de tels liquides, ceux-ci étaient soumis à une centrifugation prolongée et le culot seul ensemencé. Au cours de ces manipulations, des souillures purent être introduites accidentellement et cette possibilité fit abandonner la centrifugation préalable et multiplier le nombre des tubes ensemencés.

Le liquide sérofibrineux est maintenant ensemencé tel quel, à raison de 4 à 5 gouttes par tube de milieu.

C'est à l'examen de ces liquides qu'il convient de réserver une place spéciale au cobaye. Nous avons adjoint, jusqu'alors, d'une façon systématique, l'inoculation aux ensemencements.

S'il s'agit d'un épanchement articulaire, l'absence de bacilles de Koch dans le liquide permet, à coup sûr, de nier l'existence d'une arthrite bacillaire. Elle n'autorise pas à considérer comme non tuberculeuse, une lésion qui siège dans le voisinage de l'articulation. Les ostéites juxta-articulaires, en effet, sont capables de provoquer au niveau de la synoviale voisine, une réaction comparable à celle que produit un traumatisme et qui se traduit par la formation d'un épanchement non tuberculeux. (Cf, obs. n° 6).

CHAPITRE II

Réactions à la tuberculine

La façon dont se comporte un organisme vis-à-vis de la tuberculine constitue un élément de diagnostic fréquemment utilisé par la clinique. Différents procédés peuvent être mis en œuvre pour rechercher cette action de la tuberculine. Ils se complètent et ne doivent pas être indifféremment employés dans tous les cas. Le plus simple, absolument inoffensif, le premier à utiliser, est la cutiréaction.

I. — CUTI-RÉACTION

Après avoir aseptisé la peau, pratiquer, à l'aide d'un vaccinostyle, une scarification de 2 mm. de longueur, à la face postéro-externe du bras. Le derme doit être entamé légèrement ; éviter de faire saigner. Etendre à ce niveau une goutte de tuberculine brute de l'Institut Pasteur. Garder le bras, pendant dix minutes, à l'abri de tout contact, afin d'éviter que la goutte de tuberculine ne soit effacée. Lire le résultat après quarante-huit heures.

La tuberculine purifiée a été employée, concurremment à des dilutions diverses. Outre que son emploi présente des difficultés qui proviennent de la fluidité de telles solutions, la tuberculine purifiée s'est montrée, d'une série à l'autre, moins uniforme, moins semblable à elle-même que la tuberculine brute; son emploi dans de telles conditions n'a présenté aucun avantage.

La lecture du résultat a fait l'objet de quelques tâtonnements. Essayée après douze, vingt-quatre, quarante-huit, soixante-douze heures, nous avons adopté la lecture après quarante-huit heures. A ce moment, la cuti-réaction a atteint sa forme définitive; elle ne risque point de s'être déjà atténuée.

Si la réactiôn est positive, la peau présente une zone circulaire plus ou moins rouge, plus ou moins surélevée; l'intensité de la réaction se mesure à l'étendue et à l'aspect de cette tache. Elle peut être maculeuse ou papuleuse, unicolore ou bicolore.

Chez un sujet qui présente une lésion osseuse, ostéo-articulaire ou ganglionnaire, quel parti peut-on tirer d'une cuti-réaction négative?

Chez l'enfant, sauf exceptions que nous signalerons plus loin, ce signe permet, à lui seul, d'infirmer la tuberculose. Encore peut-on se rendre compte de l'extrême rareté de ces exceptions en comparant leur nombre à celui des cuti-réactions effectuées.

Depuis trois ans, 6.400 cuti-réactions ont été pratiquées à l'Hôpital Maritime; les quatre-cinquième chez des enfants. Tout au plus peut-on réunir quelques observations de lésions tuberculeuses externes, accompagnées d'une cuti-réaction négative.

Les maladies, dites anergisantes, chez lesquelles ce phénomène est constant et bien connu, n'ont point été rangées parmi ces exceptions. Il en est de même des cas où les sujets, tout jeunes ou indociles, ont effacé la cuti-réaction aussitôt faite; c'est là une cause d'erreur accidentelle, à laquelle on peut remédier en utilisant chez ces malades l'intra-dermo-réaction.

Ces réserves, mises à part, en présence d'une cuti-réaction négative, il y a lieu de s'assurer que le péritoine ne présente pas des lésions tuberculeuses. La péritonite bacillaire peut, en effet, s'accompagner très souvent de cuti-réactions, faibles ou nulles : c'est là un fait d'observation de contrôle facile.

Enfin, il existe des malades (extrêmement rares, d'ailleurs, nous n'avons pu réunir que cinq observations), chez lesquels une cause différente a déterminé une cuti-réaction négative.

Observation I

F... entre à l'hôpital pour tumeur blanche d'un genou et ostéomyélite du péroné de l'autre jambe. Sa cuti-réaction est négative.

Le diagnostic de tumeur blanche a été confirmé par la bacilloscopie.

Nous n'avons pu, malheureusement, suivre ce malade, ni procéder à une nouvelle cuti-réaction après guérison de l'ostéomyélite. Deux autres cas analogues se sont présentés.

Il semble bien que, dans ces trois cas, l'ostéomyélite était en cause, mais il est impossible de généraliser, car nous avons vu nombre d'ostéomyélites avec une cuti-réaction positive.

Observation II

C... S... entre à l'hôpital pour mal de Pott. Sa cuti-réaction est négative. Fait à noter, la malade a commencé, avant son arrivée, une série de phlegmons de l'amygdale à répétition. La cuti-réaction négative fait mettre en doute le diagnostic de mal de Pott lorsque apparaît une pleurésie. Le liquide prélevé par ponction, inoculé au cobaye, détermine la tuberculisation de l'animal. Nouvelle cutiréaction négative. Les phlegmons se répétant à des intervalles réguliers, un auto-vaccin à streptocoques est essayé. La série d'injections terminée, la malade fait, coup sur coup, plusieurs nouveaux phlegmons, beaucoup plus rapprochés les uns des autres, puis tout rentre dans l'ordre, sans retour de tels accidents. Une nouvelle cutiréaction est alors positive.

Chez cette malade, il n'est pas douteux que l'infection streptococcique ait joué un rôle dans l'inhibition passagère de la cuti-réaction. Nous n'avons pu enregistrer aucun autre fait de ce genre.

Observation III

Un enfant de deux ans et demi, D... R..., arrive à Berck avec des symptômes péritonéaux, accompagnés de phénomènes gastro-intestinaux très marqués. L'enfant fait des diarrhées par insuffisance de digestion, tantôt des graisses, tantôt des féculents. Son état général est nettement déficient. Une cuti-réaction est négative, ce qui fait mettre en doute le diagnostic de péritonite bacillaire. A la suite d'un régime approprié, le malade présente un état général plus satisfaisant; les cuti-réactions restent toujours négatives. Puis on constate la présence d'un mal de Pott déjà ancien, se traduisant à la radiographie par deux vertèbres soudées.

Quatorze mois après l'arrivée à Berck, apparaît une nouvelle localisation: ostéoarthrite tibio-tarsienne, avec abcès fourmillant de bacilles de Koch. L'abcès envahit rapidement la peau. A partir de ce moment, la cuti-réaction est positive. L'enfant meurt trois mois après, de broncho-pneumonie, avec cuti-réaction positive.

Une seule chose a changé chez ce malade, au moment où la cuti-réaction devient positive: c'est l'atteinte de la peau. Faut-il en conclure que la peau se soit sensibilisée par l'envahissement du processus tuberculeux?

OBSERVATION IV

Une tumeur blanche du pied évoluant depuis deux ans, dans des conditions tout à fait favorables chez un grand enfant de très belle apparence, sans aucune lésion viscérale, s'accompagne de cuti-réactions négatives. Une injection de 2 milligrammes de tuberculine détermine une réactivation des cuti-réactions négatives anciennement pratiquées, et, à partir de cette date, les cuti-réactions nouvelles sont positives.

OBSERVATION V

Un enfant présente un mal de Pott cliniquement et radiographiquement indéniable, avec une cuti-réaction négative. L'état général est très satisfaisant, l'évolution de la lésion est normale. Le malade a été perdu de vue assez rapidement et l'examen n'a, malheureusement, pu être complété.

Tous ces faits méritent d'être signalés sans qu'il soit possible, étant données leur rareté et leur diversité, d'en tirer des conclusions fermes.

Si ces exceptions empêchent d'accorder à une cuti réac

tion négative une valeur absolue, celle-ci n'en constitue pas moins chez l'enfant un argument d'une très grande valeur. Cela ne veut pas dire, d'ailleurs, qu'il faille chez l'adulte lui accorder une confiance minime. Il est bon seulement d'ajouter, à celles que nous avons signalées, certaines autres restrictions. Chez l'adulte, en effet, les grosses lésions, les maux de Pott, notamment, peuvent s'accompagner de cuti-réactions particulièrement faibles. Il convient donc, dans ces cas, de montrer plus de réserve et de contrôler par tous les moyens possibles, la nature de la lésion, avant de la classer comme non tuberculeuse.

Que conclure d'une cuti-réaction positive?

La cuti-réaction est positive chez tous les individus qui ont subi les atteintes du bacille de Koch. Elle ne permet aucune distinction entre la tuberculose physiologique et la tuberculose en foyer. Elle est trop sensible pour constituer un élément de diagnostic en faveur d'une lésion bacillaire.

Chez l'enfant, une lésion osseuse ou ganglionnaire s'accompagne, en général, d'une cuti-réaction forte: le plus souvent une papule de 1 cm de diamètre ou plus, unicolore, ou plus fréquemment bicolore, à centre vésiculeux, pustuleux ou nécrotique. La cuti-réaction est particulièrement intense lorsque la lésion intéresse la peau (adénites fistuleuses, avec décollements sous-cutanés, gommes ulcérées). Si donc une telle lésion s'accompagne d'une cuti-réaction faible, il y a lieu de se montrer très circonspect quant à sa nature. Loin de plaider en faveur de la tuberculose, une cuti-réaction positive, mais faible, exigera une confirmation.

Aucun renseignement lorsqu'elle est forte; un doute si elle est faible, c'est là tout ce qu'apporte une cuti-réaction positive chez l'enfant.

Chez l'adulte, la cuti-réaction qui accompagne les lésions tuberculeuses externes est très variable d'intensité. Le plus souvent elle est faible, et cela surtout lorsqu'il s'agit d'un foyer important (coxalgie, mal de Pott en particulier). Elle n'apporte, quelle que soit sa forme, aucune présomption; il y a lieu de n'en tenir aucun compte.

L'évolution que suivra une lésion tuberculeuse externe ne peut être prévue d'après l'aspect de la cuti-réaction.

A. Jousset a donné une signification pronostique à la cuti-réaction, suivant son aspect:

Morphologie	Pronostic	Abréviations
a) Simple croutelle	Sujet indemne ou en état d'anergie ..	—
b) Macule	Tuberculose très sévère.............	?
c) Papule		
1°) pourprée	Tuberculose chronique à forme sévère	+
2°) rose ou pâle	Tuberculose stabilisée cuti physiologique (celle des sujets normaux)....	+
d) Papule bicolore (en cocarde, centre pâle, périphérie colorée	Tuberculose en évolution avec bonne défense........................	++
c) Papulo vésicule	Tuberculose en évolution Très bonne défense. Tuberculose ganglionaire, chirurgicale	+++
f, Papulo nécrotique.	Rare. Tient à l'individualité du sujet. Très bonne défense. (Erythème noueux, ganglions guéris).....................	++++

Le pronostic défavorable qu'attribue A. Jousset à la forme pourprée, nous ne l'avons pas observé dans les tuberculoses externes.

Les suppurants de longue date, avec dégénérescence amyloïde, les cachectiques présentent en général une macule pâle. Les complications pulmonaires et péritonéales s'accompagnent le plus souvent d'une cuti-réaction très faible. Nous avons vu, dans la méningite, les formes les plus variables.

II. — SOUS-CUTI-RÉACTION

Qu'il s'agisse de contrôler une cuti-réaction négative ou d'élucider chez un sujet à cuti-réaction positive, la nature d'une lésion, la sous-cuti-réaction peut procurer des renseignements de premier ordre.

Mais elle doit être employée avec beaucoup de circonspection ; un examen attentif et complet du malade doit la précéder ; *la présence d'une lésion viscérale latente ou en activité constitue une contre-indication absolue.* A négliger cette précaution on s'expose à des désastres.

La température du malade est prise matin et soir, pendant les quatre jours qui précèdent l'expérience.

Injecter sous la peau, à la face externe de la cuisse, un centimètre cube d'une dilution de tuberculine, dans de l'eau physiologique stérilisée, pouvant aller du 1/5000ᵉ à 1/1000ᵉ, suivant les résultats à obtenir.

Eviter de pousser l'injection dans le derme. On risquerait de ne point atteindre le but cherché ; la réaction locale serait intense et pourrait aboutir à la formation d'une escharre.

Pendant les vingt-quatre heures qui suivent, prendre la température toutes les trois heures.

Après ce laps de temps, le malade fait l'objet d'un nouvel examen : on interroge la réaction générale, la réaction sur les anciennes cuti-réactions et la réaction focale. La réaction, plus ou moins intense, qui a pu se produire au lieu de l'injection, paraît sans intérêt.

Aucune réaction ne s'est produite; l'individu peut être considéré comme indemne de toute lésion tuberculeuse, latente ou active, visible ou cachée. Des malades chez lesquels l'injection de un centimètre cube de tuberculine au 1/1000ᵉ était restée sans effet ont reçu jusqu'à un centimètre cube, à 1/100ᵉ, soit un centigramme de tuberculine, sans manifester d'autre réaction qu'une légère hypothermie.

La sous-cuti-réaction est suivie d'une réaction générale et d'une réactivation des anciennes cuti; on n'a pas enregistré de modification au niveau du foyer. La réaction thermique peut être plus ou moins violente. Elle peut, chez certains individus s'accompagner de céphalées, de vomissements; ces phénomènes sont d'ailleurs passagers et ne dépassent pas quelques heures. La réactivation des anciennes cutis est d'autant plus forte que les cuti-réactions sont plus récentes. Le réveil des cuti-réactions antérieures à six mois est rare.

Quelle que soit l'intensité des réactions observées, la sous-cuti-réaction prend ici la valeur d'une cuti-réaction positive, rien de plus. Elle n'a d'utilité que si elle a été pratiquée chez un malade à cuti-réaction négative.

Nous avons cherché à déterminer la dose minima de tuberculine susceptible de provoquer une réaction, chez les tuberculeux en évolution, d'une part; chez les tuberculeux cliniquement guéris, d'autre part. Le résultat de ces recherches a démontré l'impossibilité d'employer une dose fixe, bien déterminée, pour chacune de ces catégories de malades. C'est, qu'en effet, en dehors du foyer apparent, de celui pour lequel le malade est traité, il en est d'autres qui échappent à tout examen, même minutieux. Et s'il est vrai que la réaction générale qui suit une injection de tuberculine est proportionnelle à la dose de tuberculine employée, il n'est pas moins certain que son intensité est subordonnée à l'importance des foyers cachés, latents ou en activité.

A côté des réactions générales, banales, il y a lieu d'étudier la *réaction focale, et c'est celle-là, de beaucoup, la plus importante.*

La réaction focale présente un intérêt considérable; elle a la valeur d'un signe pathognomonique; elle suffit à elle seule à affirmer la nature tuberculeuse d'une lésion.

Pour pouvoir apprécier les modifications parfois minimes qui se produisent au niveau du foyer, il est nécessaire de s'être rendu compte exactement de son état avant l'expérience. Il faut avoir noté avec autant de précision que possible la couleur, la chaleur de la peau au niveau du foyer, le degré de tuméfaction, l'amplitude des mouvements s'il s'agit d'une articulation; s'être renseigné auprès du malade, sur l'existence de douleurs spontanées plus ou moins vives. Muni de ces renseignements, on peut, avec fruit, comparer l'état de la lésion avant et après l'injection. La peau est plus rouge, plus chaude, la tuméfaction plus marquée, l'étendue des mouvements moindres; le malade se plaint de douleurs plus ou moins vives au niveau du foyer. Il s'est parfois produit un engorgement ganglionnaire appréciable. Ces phénomènes apparaissent dans les vingt-quatre heures qui suivent la sous-cuti-réaction. Ils s'atténuent, pour disparaître le plus souvent, après quarante-huit heures.

La sous-cuti-réaction ne provoque pas de réaction focale également sensible pour toutes les localisations. Les lésions profondes, ostéites qui n'intéressent pas les parties molles, par exemple, ne présentent souvent aucune modification appréciable.

Lorsque, par contre, le processus tuberculeux envahit la peau ou une synoviale, le foyer est le siège d'une réaction intense, facile à percevoir.

OBSERVATION VI

G... H... entre à l'hôpital en octobre 1920, avec une petite collection au-dessus du condyle interne gauche. La radiographie montre une caverne située dans le condyle fémoral. L'articulation ne présente aucun signe d'arthrite. En décembre 1920: curettage de la caverne et extraction d'un séquestre volumineux. En novembre 1921, cicatrisation complète de la plaie opératoire.

En mars 1922 apparaissent des signes d'arthrite. Le genou est chaud, globuleux, fluctuant. Une ponction donne issue à un liquide citrin limpide qui, après centrifugation, fournit un culot minime, composé de lymphocytes et de polynucléaires en nombre égal. L'inoculation au cobaye ne tuberculise pas l'animal.

Une sous-cuti-réaction, pratiquée à ce moment, provoque une réaction générale minime; aucune réaction focale. Il y a donc lieu de conclure à l'existence d'une arthrite non tuberculeuse, par irritation de voisinage.

En septembre 1922, nouvelle poussée articulaire, nouvelle ponction. Le liquide renferme une petite quantité de sang. Après centrifugation, on obtient un culot important où prédominent nettement les polynucléaires (70 0/0). L'inoculation au cobaye détermine chez l'animal des lésions tuberculeuses dans lesquelles le bacille de Koch est mis en évidence.

Une nouvelle sous-cuti-réaction provoque alors, au

niveau du genou, une réaction tout à fait nette : le processus tuberculeux a envahi l'articulation.

Chez ce malade, tant que la lésion reste extra-articulaire, tant qu'il s'agit d'une ostéite pure, pas de réaction focale. Du jour où la synoviale est atteinte, l'injection de tuberculine provoque, au niveau de l'articulation, une réaction intense.

S'il s'agit de lésions superficielles (adénites, gommes) ou d'articulation, facilement explorables (pied, poignet, coude, genou, épaule, par exemple), l'appréciation des modifications du foyer est facile ; elle devient très délicate pour une hanche ; toujours impossible pour une colonne vertébrale.

Plus l'évolution du foyer est aiguë, moins forte est la dose de tuberculine nécessaire pour provoquer une réaction focale.

La valeur d'une sous-cuti-réaction, accompagnée d'une réaction focale, est absolue. C'est la signature d'une lésion tuberculeuse, nous pouvons même ajouter d'une lésion tuberculeuse en évolution.

En effet, nous avons tenté des sous-cuti-réactions chez nombre de malades, cliniquement guéris de lésions ostéo-articulaires et ganglionnaires. Aucun d'eux n'a présenté de réaction au niveau du foyer, sauf cependant une jeune malade, anciennement atteinte d'ostéite fistuleuse du calcanéum, chez laquelle la peau a rougi légèrement sur le pourtour de la cicatrice.

Enfin, il nous est arrivé d'obtenir une réaction focale nette, avec une réaction générale faible ou nulle. Il s'agissait toujours de lésions minimes. La conclusion qui se dégage de tels faits, c'est que le sujet ne présentait probablement, outre le petit foyer, aucune autre localisation cachée en évolution.

En résumé, chez un individu porteur d'une lésion externe dont on recherche la cause :

1° L'absence de toute réaction générale et focale, après une injection de tuberculine, permet d'éliminer la tuberculose ;

2° L'existence d'une réaction générale sans réaction focale, ne permet aucune conclusion ;

3° La réaction focale impose le diagnostic de tuberculose pour la lésion qui a réagi.

La sous-cuti-réaction nous a fourni des renseignements du plus haut intérêt, en particulier chez les syphilitiques porteurs de lésions tuberculeuses ; elle nous a permis, chez ces malades, de faire la part de ce qui revenait à la tuberlculose et à la syphilis.

CHAPITRE III

Réaction de fixation à la Tuberculose

Tous les malades font, systématiquement, l'objet, dès leur arrivée à l'Hôpital Maritime, d'une prise de sang pour réaction de Bordet-Wassermann. Depuis deux ans et demi, une partie du sérum est toujours réservée pour la réaction de fixation à la tuberculose, et cela, non point dans un but purement utilitaire, mais afin d'acquérir une idée sur la valeur pratique de la réaction. Les malades en traitement ne sont pas perdus de vue et à des époques variables de l'évolution de leurs lésions, de nouvelles réactions sont pratiquées avec leur sérum. Nous discuterons donc, sans aucune idée préconçue, les résultats de deux ans et demi de pratique.

TECHNIQUE

Le sang suspect est prélevé par ponction veineuse. Même chez les enfants très jeunes, il a toujours été possible de le recueillir de cette façon. Il y a intérêt à pratiquer la réaction dans les vingt-quatre heures et à utiliser un sérum complètement débarrassé d'hématies.

La réaction peut être effectuée en partant: soit du sérum frais, soit du sérum chauffé. Contrairement à ce qui a été écrit récemment, et à ce qui se passe pour la syphilis, la réaction faite avec le sérum frais ne montre pas ici plus de sensibilité.

Pendant longtemps, à l'Hôpital Maritime, les deux méthodes ont été employées concurremment; les résultats obtenus se sont montrés superposables. Mais il est impossible de pratiquer la réaction au sérum frais sur les sangs à indice hémolytique nul; d'autre part, la réaction au sérum chauffé a été adoptée par la plupart des laboratoires. Afin de parler la même langue, nous nous sommes conformés à cet usage. Les résultats sont exprimés quantitativement en unités d'alexine fixée.

Pour chaque réaction, deux antigènes sont employés: l'antigène de Besredka et l'antigène de Nègre et Boquet. L'antigène de Besredka est obtenu en partant d'une culture, vieille de quatre jours, de bacilles humains sur milieu à l'œuf, tuée par chauffage à 100°, pendant 30 minutes. Il provient du laboratoire de M. le professeur Besredka. L'antigène de Nègre et Bocquet est un extrait méthylique de bacilles de Koch, préalablement traités par l'acétone.

Les résultats, sauf de rares divergences, sont tout à fait analogues.

Dans le double but de gagner en rapidité et d'économiser les produits employés, le sérum, l'antigène, l'eau physiologique, etc..., sont distribués non pas en $1/10^e$ de centimètre cube, mais en gouttes. Chaque tube, au terme de la réaction, en renferme 10. On emploie des pipettes de calibre uniforme (20 gouttes d'eau distillée par centimètre cube).

A. — Réaction au sérum non chauffé

Dans cette méthode, le sérum est employé sans aucune préparation préalable. Il n'y a pas lieu d'ajouter de complément ni de sérum hémolytique ; on utilise le complément du sérum suspect et son hémolysine vis-à-vis des globules de mouton. Ces propriétés variant avec chaque sérum, la réaction, pour être concluante, devra être précédée d'une étude du pouvoir hémolytique du sérum vis-à-vis des globules de mouton, c'est-à-dire du dosage de l'indice hémolytique.

Afin d'éviter toute perte de temps, il est possible d'effectuer cette opération simultanément avec la réaction.

Pour chaque sang suspect, la disposition des tubes sera la suivante :

	Réaction			Témoin	Recherche le l'indice Hémolytique				
Sérum frais......	2	2	2	2	2	2	2	2	2
Antigène........	1	2	3	0	0	0	0	0	0
Eau physiologique	0	0	0	0	7	6	5	4	3

Agiter : 1/2 heure à 37°

Globules de mouton 1/20......	0	0	0	0	1	2	3	4	5

Agiter : une demi-heure à 37°, puis lecture de l'indice hémolytique qui renseigne sur la dose de globules de mouton à employer. Supposons, par exemple, que le sérum étudié produise, en demi-heure, une hémolyse totale dans les trois premiers tubes, partielle dans le quatrième, nulle dans le cinquième ; nous dirons arbitrairement que son indice hémolytique est égal à 3 ; nous emploierons donc dans la réaction, pour un tel sérum, 3 gouttes de globules de mouton.

La lecture terminée, nous laissons de côté les cinq tubes de l'opération précédente. Il ne reste plus en jeu que les tubes appartenant à la réaction proprement dite et le témoin.

Trois gouttes de globules de mouton sont ajoutées à chacun d'eux. Le taux de concentration a été diminué; ils sont employés non plus au $1/20^e$ mais au $1/30^e$. L'expérience a montré, en effet, que pendant l'heure passée à l'étude l'indice de certains sérums peut avoir baissé dans ces proportions. L'antigène, d'autre part, a toujours une action légèrement empêchante.

Voici donc le tableau définitif de la réaction :

	Réaction			Témoin
Sérum...................	2	2	2	2
Antigène...............	1	2	3	0
1 heure à l'étuve				
Eau physiologique........	4	3	2	5
Globules de mouton au $1/30^{me}$............	3	3	3	3
Agiter : 1/2 heure à 37°				

Il ne reste plus qu'à procéder à la lecture du résultat de la réaction en comparant chacun des tubes au témoin.

L'expression de ce résultat est chose assez délicate. Le moyen le plus simple paraît résider dans l'attribution de coefficients variant de 0 pour les tubes où l'hémolyse est nulle, à 3 pour ceux où elle est complète. On peut arriver. avec un peu d'habitude, à un jugement précis.

B. — Réaction au sérum chauffé

Le procédé employé est celui qui a été préconisé par Calmette et Massol. Il repose sur l'emploi de doses constantes d'antigène et de doses croissantes de complément.

Avant toute autre opération, le sérum suspect est chauffé au bain-marie, à 56°, pendant quinze minutes; il perd ainsi son complément naturel, auquel on substituera un complément étranger de titre connu. Le sérum d'un cobaye saigné le jour même fournira ce complément. La qualité du complément n'étant pas la même chez tous les cobayes, il est de toute nécessité d'en effectuer le titrage avant son emploi. Or, au cours de la réaction, le complément se trouvera en présence de deux substances: l'antigène et le sérum suspect, susceptibles d'exercer isolément sur lui un même action empêchante.

L'idéal serait donc que le titrage du complément se fît d'une part en présence de l'antigène: nous le faisons; d'autre part en présence du sérum suspect: il est impossible, matériellement, de le faire. En effet, le nombre des réactions effectuées au cours d'une séance oscille aux environ de 50. Il faudrait donc, pour pratiquer une telle expérience sur chacun des sérums, un temps beaucoup trop long et une quantité considérable d'alexine.

Cette action empêchante possible du sérum suspect constitue donc une inconnue. Nous verrons plus loin le moyen de parer à cet inconvénient.

Titrage du complément:

	Gouttes							
Antigène.....	3	3	3	3	3	3	3	3
Complément	1 à 1/14	1 à 1/12	1 à 1/10	1 à 1/8	1 à 1/7	1 à 1/6	1 à 1/5	1 à 1/4
Eau physiologique.....	4	4	4	4	4	4	4	4
Agiter : 1 heure à 37°								
Sensibilisatrice (6 doses)	1	1	1	1	1	1	1	1
Globules de mouton 1/8...	1	1	1	1	1	1	1	1

Après une demi-heure à 37°, noter la dose minima de complément ayant déterminé l'hémolyse complète d'une goutte de globules de mouton à 1/8°. Etant donnée l'action empêchante que peut exercer le sérum suspect, il sera prudent d'employer le complément à une dilution un peu moindre. Si, par exemple, au cours du titrage on a noté comme dose minima ayant provoqué l'hémolyse : 1 goutte à un douzième, on emploiera comme dose initiale pour la réaction 1 goutte à un huitième.

Dans ce cas, le tableau de la réaction serait le suivant :

	Réaction			Témoins		
Sérum chauffé............	2	2	2	2	2	2
Antigène.................	3	3	3	0	0	0
Complément à 1/8me......	1	2	3	1	2	3
Eau physiologique	2	1	0	5	4	3

Agiter et 1 heure à 37°

Sensibilisatrice...........	1	1	1	1	1	1
Globules de mouton à 1/8me.	1	1	1	1	1	1

Agiter et 1/2 heure à 37°

Les tubes sortis de l'étuve, il est bon d'attendre une demi-heure avant de procéder à la lecture des résultats.

Examiner chacun des tubes en le comparant avec le témoin correspondant et attribuer des coefficients variant de 0 pour les tubes où l'hémolyse est nulle, à 3 pour ceux où elle est complète.

En langage courant, on dit qu'un sérum fixe 0 dose de complément si l'hémolyse est totale dans les trois tubes de la réaction ; une dose si l'hémolyse est nulle dans le premier tube, complète dans le second ; deux doses si l'hémolyse est nulle dans les deux premiers, complète dans le troisième, etc...

Nous avons supposé dans la description de cette technique que la réaction ne dépassait pas trois doses de complément, et c'est là, en effet, ce qui arrive le plus souvent dans les tuberculoses externes. Rien n'empêche, d'ailleurs, de multiplier les tubes à volonté.

La réaction a été essayée en partant de sérums suspects dilués à des titres variables. Il n'y a aucun rapport entre le nombre de doses fixées par le sérum pur et la dilution extrême avec laquelle la réaction est encore positive. Soit un sérum qui, employé pur, fixe trois doses de complément; il serait erroné de croire que dilué au tiers le même sérum doivent fixer une dose, ni plus, ni moins.

RÉSULTATS

Plus de 6.000 réactions ont été effectuées dans ces conditions au laboratoire de l'Hôpital Maritime. Parmi celles-ci, nous n'avons retenu que celles qui s'adressent à des sujets que nous avons pu suivre; par conséquent, tous les cas douteux ont été éliminés.

Les résultats ont été groupés selon qu'ils avaient trait à des malades présentant des lésions tuberculeuses en évolution ou éteintes; à des malades cliniquement non tuberculeux; à des individus pratiquement sains.

Chez les sujets à foyer évolutif, aucune distinction n'est à faire quant au siège ou à l'importance des lésions osseuses ou articulaires. Par contre, les adénites pures mériteraient une place spéciale (1).

Nous avons rangé dans un même groupe toutes les tuberculoses chirurgicales en évolution sans distinction. *Elles ont fourni* 58,4 0/0 de résultats positifs.

Parmi les localisations cliniquement guéries, figurent

---

(1) Chez les malades porteurs d'adénites, les lésions datant de moins d'un an ont fourni 48 0/0 de résultats positifs, de 1 an à 2 ans 39 0/0, au-dessus de 2 ans 13,3 0/0. (*Annales de l'Institut Pasteur*, juin 1921). **Fried et Mozer.**

toutes celles que l'âge, l'examen clinique et radiographi-
que de la lésion permettent de considérer comme telles ;
les malades sont d'ailleurs groupés à l'Hôpital Maritime
dans des services spéciaux (salle de demi-marchants et de
marchants). *Chez eux, le pourcentage de réactions posi-*
tives est de 31,4.

Pour un certain nombre d'entre eux, des injections de
un milligramme de tuberculine ont été tentées ; ils ont
réagi comme des individus physiologiquement tuberculeux. Ils ont présenté des réactions générales plus ou
moins fortes. Chez aucun d'eux il n'a été possible d'enregistrer de réaction au niveau du foyer éteint.

Il serait d'ailleurs intéressant de revoir ces malades
dans un laps de temps assez éloigné de la guérison clinique
pour s'assurer qu'aucun réveil ne s'est produit au niveau
du foyer et qu'aucune autre localisation tuberculeuse
n'était en incubation au moment où ils ont quitté
l'hôpital.

Reste à considérer un certain nombre d'individus cliniquement non tuberculeux, constitué pour la plus grande
partie de rachitiques. *Chez eux, nous avons obtenu* 16 0/0
de réactions positives.

Parmi ceux qui présentent une réaction positive, les
uns (52 0/0) ont une cuti-réaction négative. Ils ne réagissent point à l'injection de un milligramme de tuberculine
et pour certains d'entre eux l'injection a pu être poussée
jusqu'à 6 milligrammes, sans provoquer de réaction thermique. On peut donc affirmer qu'ils ne sont point en état
d'infection tuberculeuse.

Les autres (48 0/0 des réactions positives), malades
identiques aux précédents, ont une cuti-réaction positive.
Leur organisme a subi les atteintes du bacille de Koch.

Un examen minutieux des systèmes osseux, ostéo-articulaire, ganglionnaire, de la peau, et des viscères, ne permet de trouver chez eux, aucune trace de lésions bacillaires. Ils sont physiologiquement tuberculeux et non pas, cliniquement, tuberculeux.

Il convient de faire remarquer que tous les sujets syphilitiques ont été écartés de cette statistique, ceux-ci donnant, même en l'absence de toute lésion bacillaire, une proportion de réactions de fixation à la tuberculose assez élevée. Mozer et Fried, dans la *Revue de la Tuberculose*, de 1921, n° 5, l'ont signalée de 35,73 0/0.

Si l'on accorde aux rachitiques une place spéciale, il reste parmi les malades cliniquement non tuberculeux à réaction de fixation positive, un groupe d'individus atteints par ordre de fréquence d'ostémyélites, d'arthrites d'origine indéterminée; de coxa-vara, d'ostéochondrites déformantes, etc...

La statistique établie sur cette seule catégorie de malades fournit encore une proportion de 5,2 0/0 de réactions positives.

Encore convient-il d'ajouter que ces malades, par la suite, n'ont présenté aucune manifestation tuberculeuse.

Enfin, pour compléter cette étude, chaque fois que l'occasion nous procura du sang d'individus pratiquement sains, exempts de toute affection (infirmières, parents de malades), nous avons réservé une partie de sérum pour la réaction de fixation à la tuberculose. Cette catégorie: adultes en bonne santé apparente, a fait l'objet de 133 réactions; nous avons obtenu 40 résultats positifs, 93 négatifs, ce qui donne un pourcentage de résultats positifs égal à 30. Celles-ci étaient faibles dans l'ensemble, pour deux sérums qui fixaient trois doses, six fixaient deux doses et 32 une dose.

Ces recherches ont été complétées par des expériences sur le sérum de cobayes tuberculisés.

A des époques différemment éloignées de la date de l'inoculation d'exsudats tuberculeux, nous avons prélevé, par ponction du cœur, une quantité de sang suffisante pour une réaction de fixation. Deux réactions seulement ont été positives chez des cobayes ainsi tuberculisés : fixation d'une dose de complément après deux mois et demi chez l'un, de quatre doses après trente-neuf jours chez l'autre. Dans tous les autres cas, et ils sont nombreux, les réactions sont restées négatives. Il est donc impossible de songer à abréger, par l'emploi de la réaction, la longue attente que nécessite l'inoculation pour fournir un résultat.

Le hasard permit de constater un fait curieux : un cobaye sain, n'ayant été en rapport avec aucun des animaux inoculés et sur lequel aucune expérience n'avait été pratiquée, est saigné, son sang devant fournir le complément nécessaire aux réactions de fixation. Ce complément est titré en présence de l'antigène de Besredka : à toutes les dilutions employées, l'hémolyse des globules de mouton est nulle. Croyant à une erreur possible de technique, l'opération est faite à nouveau, avec un résultat identique. Que conclure, sinon que le complément est fixé ? Le reste du sérum de ce cobaye est alors chauffé à 56°, et la réaction pratiquée sur ce sérum révèle qu'il fixe six doses de complément, en présence de l'antigène de Besredka, ce que nous obtenons très exceptionnellement dans les tuberculoses externes. Par contre, ce sérum fournit un excellent complément pour la réaction de Wassermann.

A l'autopsie, l'animal ne présentait aucune lésion ganglionnaire ni viscérale. Il apparaissait parfaitement sain.

Envisageons maintenant les déductions pratiques qui se dégagent de ces chiffres. *Une réaction positive permet-elle d'affirmer l'existence d'un foyer tuberculeux?* Il ne le semble pas. La proportion de malades à réactions positives, chez lesquels aucune lésion tuberculeuse externe ou viscérale n'avait pu être mise en évidence n'est pas négligeable. Tout au plus peut-on dire que, jointe à d'autres signes, elle apporte, moyennant certaines réserves que nous avons indiquées, une présomption lorsqu'elle est positive. C'est là tout ce que peut en attendre actuellement le clinicien.

On ne peut pas davantage prétendre qu'elle dénote un état tuberculeux non cliniquement appréciable, qu'elle traduit l'inoculation de l'individu. La façon la plus certaine de contrôler cette invasion consiste, nous l'avons vu, à étudier la manière dont réagissent les sujets vis-à-vis de la tuberculine (cuti-réaction, intra-dermo réaction, sous-cuti-réaction). Ceux chez qui la cuti-réaction est négative, l'injection d'un milligramme de tuberculine, sans effet, peuvent être considérés comme indemnes de toute affection. Or, ces individus représentent 52 0/0 des malades cliniquement non tuberculeux à réaction de fixation positive. Il a été été fait abstraction, dans cette statistique, des infirmières qui ont pu être contaminées dans leur service ; des parents de tuberculeux externes qui ont fait l'objet d'un examen unique mais qui jouissent d'une bonne santé apparente.

On est ainsi amené à conclure que la réaction de fixation avec les antigènes tuberculeux n'est pas strictement spécifique. C'est la raison qui, dans ce chapitre, nous a fait éviter l'emploi du terme « anticorps », ce mot évoquant par lui-même l'idée de spécificité.

Le parti à tirer d'une réaction positive est donc minime; une présomption, c'est là tout ce qu'elle peut fournir.

Un résultat négatif permet-il d'infirmer la tuberculose: Des malades, dont les lésions bacillaires les plus diverses sont en pleine évolution, n'apportent que 58,4 0§0 de réactions positives. N'ont fait l'objet de cette statistique que ceux à lésion tuberculeuse indiscutable, à cuti-réaction et à bacilloscopie positives. La valeur d'une réaction de fixation négative est donc nulle; il y a lieu de n'en tenir aucun compte dans l'étayage d'un diagnostic.

Etant donné un individu cliniquement tuberculeux à réaction positive, il est intéressant de savoir s'il est possible, au moyen de réactions successives pratiquées à différentes périodes de la maladie, de suivre l'évolution de son foyer, de prévoir une nouvelle localisation.

Les malades dont l'évolution pathologique est normale, avec ou sans abcès, gardent, en général, une certaine fixité dans leur réaction. L'apparition ou la disparition d'une collection ne sont pas marquées par des variations sensibles. On n'enregistre pas davantage de modifications s'ils font à un moment donné des destructions osseuses importantes.

C'est seulement lorsque l'abcès, ayant fistulisé, une infection secondaire est venue s'adjoindre au processus tuberculeux et que cette infection est établie depuis une certain temps, qu'on peut observer une baisse dans l'intensité de la réaction: rarement ces malades fixent plus d'une dose de complément.

La réaction peut baisser encore, même disparaître, quand, atteint de dégénérescence amyloïde, le malade s'achemine vers la cachexie. Mais ce n'est point là une règle fixe.

La lésion évoluant vers la guérison, la réaction ne traduit pas l'amélioration du malade. Tout au plus accuse-t-elle une modification, peu accentuée d'ailleurs, lorsque le processus tuberculeux a pris fin; tel malade qui fixait deux doses avec un foyer en pleine activité n'en fixe plus qu'une, cliniquement guéri. Ce fait, d'ailleurs, n'est pas constant et il serait imprudent de baser sur une réaction antérieurement positive, devenue négative, un diagnostic de guérison.

Les réactions de fixation sont, en général, faibles, lorsqu'elles sont positives, chez les tuberculeux externes. Pour 100 résultats positifs, nous obtenons 72 fois fixation d'une dose de complément et 28 fois fixation de deux ou trois doses. Il est exceptionnel de voir un sérum dépasser ce nombre.

Etant donné la rareté relative des réactions fortes, il y a lieu de se demander, chaque fois que l'on se trouve en présence d'un malade qui fixe trois doses de complément ou plus, s'il existe à cela une cause. Les modifications qui peuvent se présenter au niveau de la lésion elle-même ne sont point, nous l'avons vu, une explication suffisante. Mais nous voyons, chaque année, chez les malades en traitement, survenir un certain nombre de méningites, de complications pulmonaires ou péritonéales. Ces manifestations se produisent-elles de préférence chez les individus à réaction forte?

Nous avons relevé 35 décès, survenus à la suite de complications de ce genre. Les réactions de fixation avaient donné les résultats suivants:

Réactions négatives :   16
Réactions positives :   19 : 1 dose   5 fois
                             : 2   »   2   »
                             : 3   »   12   »

Il paraît bien difficile de tirer une conclusion de ces chiffres, d'autant plus que parmi les individus sains, parmi ceux qui, porteurs de lésions peu importantes ne présentent au cours de l'évolution aucune complication, il s'en trouve qui fixent trois doses de complément.

Au point de vue pratique, la réaction de fixation ne présente donc actuellement qu'un intérêt très restreint. Par contre, les variations qu'elle peut présenter à la suite d'une injection de tuberculine méritent d'être étudiées.

CHAPITRE IV

Influence des injections de tuberculine sur les réactions biologiques

En plus des phénomènes cliniquement appréciables qui ont été décrits, l'injection de tuberculine est capable d'apporter, chez l'individu qui l'a reçue, des modifications humorales, mises en évidence par les réactions biologiques. Afin d'exprimer, avec plus de concision, les variations que présentent la cuti-réaction et la réaction de fixation, nous avons fait usage de graphiques.

Chez les sujets non tuberculeux, à cuti-réaction négative et à réaction de fixation négative, la sous-cuti-réaction n'apporte aucune modification notable dans l'intensité des réactions, quelle que soit la dose de tuberculine injectée.

L'enfant D... K... est envoyée pour mal de Pott: cutinégative, réaction de fixation négative.

Une injection de deux centimètres cubes de tuberculine, au 1/1000ᵉ, ne détermine aucune réaction générale, aucun changement dans les réactions biologiques. Par la suite, le diagnostic de mal de Pott n'est pas confirmé par la clinique et la radiographie.

Graphique de D... R..:

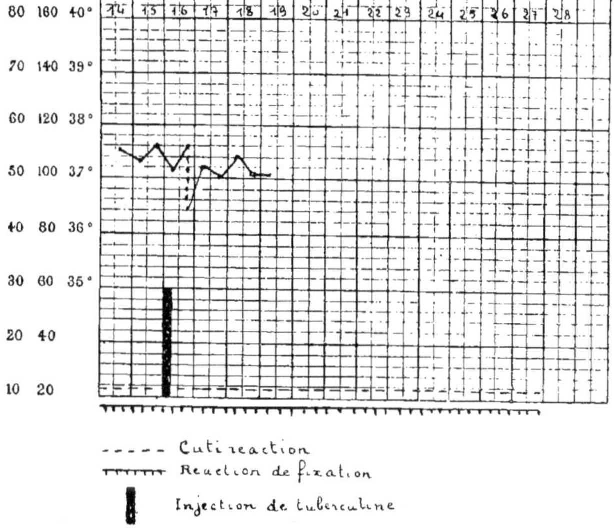

Chez un malade cliniquement tuberculeux, à cuti-réaction positive, la cuti-réaction baisse nettement dans les
vingt-quatre heures qui suivent l'injection, pour devenir
extrêmement faible, parfois négative. Dans une période
qui varie du cinquième au dixième jour, son intensité s'ac-
croît pour atteindre, entre le quinzième et le vingt-deuxième jour, un maximum parfois supérieur à la cuti-réaction
primitive.

La réaction de fixation se comporte de façon différente,
suivant qu'elle est négative ou positive avant l'injection
de tuberculine.

Si elle est négative, elle devient positive dans les premiers jours qui suivent l'expérience. Du dixième ou vingtième jour elle atteint une intensité maxima, après quoi
elle se rapproche de sa forme première.

L'enfant T... présente une ostéite ancienne du col fémoral, avec réaction articulaire. Cuti-réaction positive. Réaction de fixation négative. Il reçoit une injection de un centimètre cube de tuberculine au 1/1000[e].

Graphique de T...:

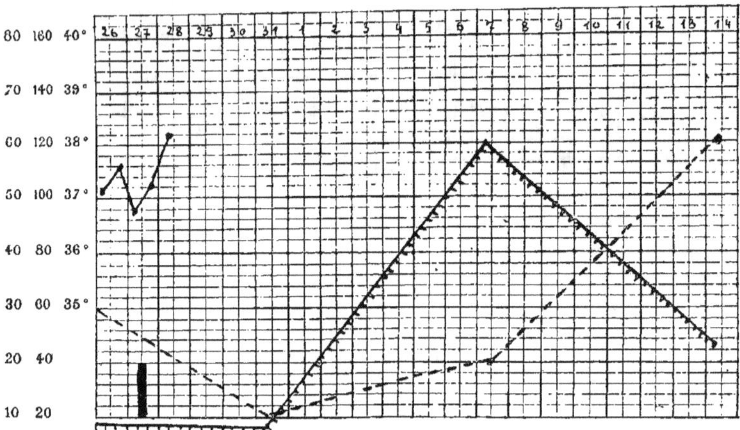

Si la réaction de fixation est positive avant l'injection de tuberculine, elle baisse dans les vingt-quatre heures qui suivent, jusqu'à devenir parfois négative. Du cinquième au dixième jour, son intensité s'accroit, jusqu'à atteindre et souvent dépasser l'intensité primitive.

L'enfant B... A... présente une petite adénite cervicale: cuti-réaction et réaction de fixation positives (1 dose 1/2 de complément).

Graphique de B... A...:

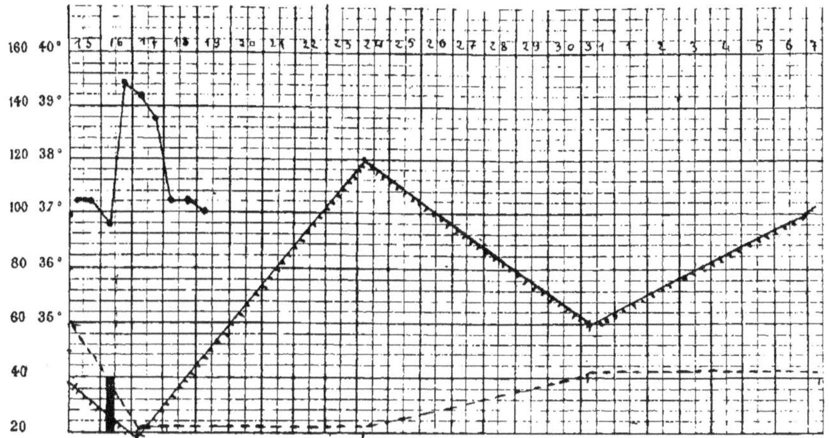

Chez les malades à cuti-réaction positive, qui ne sont porteurs d'aucun foyer tuberculeux cliniquement appréciable, les réactions biologiques sont sujettes aux mêmes variations.

Celles-ci sont, cependant, moins constantes et, d'une façon générale, moins considérables.

Les résultats observés, comparés chez les différen^ts malades, ne permettent de tirer aucune conclusion pratique. En général, les variations observées dans les réactions biologiques, à la suite d'une injection de tuberculine sont proportionnelles, d'une part, à la dose de tuberculine employée, d'autre part, au degré d'infection tuberculeuse sans rien préjuger de ce terme.

La méthode n'est donc d'aucune utilité dans le diagnostic ou le pronostic des tuberculoses chirurgicales. Elle est intéressante, cependant, au point de vue théorique, par ce fait qu'elle ouvre la porte à nombre d'hypothèses et peut-être une base pour la tuberculinothérapie.

CONCLUSIONS

Le diagnostic de certitude des tuberculoses externes (ostéo-articulaires et ganglionnaires) peut être fourni par le laboratoire avec une précision variable, suivant que la lésion évolutive s'accompagne ou non d'un exsudat.

I. — La lésion évolutive s'accompagne d'un exsudat (pus, liquide séro-fibrineux) :

L'examen cytologique, la recherche des ferments cellulaires ne constituent que des moyens de probabilité. Le diagnostic de certitude est, en pareil cas, fourni très facilement par la mise en évidence du bacille de Koch.

1°) L'inoculation au cobaye constitue le procédé le plus sûr. Son prix de revient, relativement élevé, en restreint forcément l'emploi dans un centre de tuberculeux externes, où les examens sont nombreux;

2°) L'homogénéisation par la soude fournit pour les pus de première ponction d'abcès froids non infectés secondairement une réponse rapide, avec un pourcentage de résultats positifs considérable (94 0/0).

Ce procédé donne des résultats très inférieurs dans le pus des ponctions suivantes et surtout dans les pus d'abcès infectés secondairement.

3°) L'ensemencement sur milieu de Pétrof, sans violet de gentiane pour les pus non infectés, donne des résultats plus lents mais de plus grande précision (96 0/0 de résultats positifs). C'est un procédé peu coûteux, plus rapide que l'inoculation au cobaye et qui permet d'obtenir directement, des colonies de bacilles de Koch pour les expériences ultérieures (différenciation du bacille humain et bovin par inoculation au lapin).

Pour les pus infectés, l'ensemencement sur milieu de Pétrof, au violet de gentiane, après homogénéisation par la soude à 4 0/0, rend de grands services, mais son emploi est limité par la présence du pyocyanique et du subtilis.

Dans le liquide séro-fibrineux, l'homogénéisation ne fournit que rarement des résultats concluants. L'ensemencement sur Pétrof ne donne plus que 80 0/0 de résultats positifs. Le cobaye est, ici, le procédé de choix.

II. — La lésion évolutive ne s'accompagne d'aucun exsudat.

1°) La cuti-réaction à la tuberculine n'a de valeur que lorsqu'elle est négative. Elle permet alors d'éliminer l'étiologie tuberculeuse des lésions ostéo-articulaires et ganglionnaires de l'enfant.

Positive, elle ne fait que traduire l'infection tuberculeuse générale, sans permettre de rien préciser sur la nature de la lésion.

2°) L'injection sous-cutanée de tuberculine (sous-cutiréaction) détermine deux sortes de réactions :

a) Des réaction locales, thermiques, réactivation des anciennes cuti-réactions qui n'ont aucune autre valeur que la cuti-réaction positive.

b) Des réactions focales, faciles à apprécier pour les lésions superficielles, et qui signent la nature tuberculeuse de la lésion étudiée. Les foyers osseux profonds (spina des os longs, sans atteinte des parties molles), ne présentent, d'une façon générale, aucune réaction focale appréciable. Cette réaction focale constitue, par ailleurs, un procédé de grande valeur dans l'étude évolutive des lésions tuberculeuses.

3°) La réaction de fixation, avec l'antigène à l'œuf de Besredka et l'antigène tuberculeux méthylique de **Nègre** et **Boquet**, ne peut apporter que des indications très restreintes dans le diagnostic de la tuberculose externe. Elle ne donne, en effet, que 58,4 0/0 de résultats positifs dans les tuberculoses externes évolutives; 31,4 0/0 dans les tuberculoses externes guéries. Chez les sujets absolument indemnes de tuberculose, avec réactions à la tuberculine négatives (cuti-réactions, sous-cuti-réactions) et indemnes de syphilis, elle fournit encore 16 0/0 de résultats positifs.

Néanmoins, cette réaction est nettement influencée par l'injection sous-cutanée de tuberculine et cela seulement chez les tuberculeux.